Manual Prático de Comunicação para Profissionais da Voz

Thieme Revinter

Manual Prático de Comunicação para Profissionais da Voz

Elizangela Aparecida Barbosa
Graduação em Fonoaudiologia pela Universidade Metodista de São Paulo
Especialista em Voz pelo Instituto do Câncer Arnaldo Vieira de Carvalho
MBA em Gestão de Promoção de Saúde e Qualidade de Vida Promovido pela Associação Brasileira de Qualidade de Vida e pela Universidade Corporativa ABRAMGE, em convênio com o Centro Universitário São Camilo
Pesquisadora Social e Política do IEE da Pontifícia Universidade de São Paulo (PUC-SP)
Atuou em Movimento Social da Arquidiocese de São Paulo
Elaborou questões para diversos concursos públicos
Elaborou plano de governo e estratégias de campanha para diversos partidos e personalidades políticas do Brasil
Certificação Internacional em Wellness Coaching e Health Coaching 360°
Conselheira de Administração Formada pela Fundação Getúlio Vargas (FGV)
Autora dos livros: *Fononcologia* (científico), *Estórias da Língua Lili* (infantil), *Profissionais da Saúde e Home Care, Fonoaudiologia e Home Care, Manual Prático Desenvolvimento Infantil, Manual Prático de Cuidado Paliativo em Fonoaudiologia e Manual Prático de Disfagia e Home Care*
Sócia-Fundadora e Presidente do Conselho da Franquia BIOHOUSE TERAPIAS

Thieme
Rio de Janeiro • Stuttgart • New York • Delhi

Dados Internacionais de Catalogação na Publicação (CIP)
(eDOC BRASIL, Belo Horizonte/MG)

B238m
Barbosa, Elizangela Aparecida.
Manual prático de comunicação para profissionais da voz / Elizangela Aparecida Barbosa. – 1. ed. – Rio de Janeiro: Thieme Revinter, 2026.

16 x 23 cm
Inclui bibliografia.
ISBN 978-65-5572-380-9
eISBN 978-65-5572-381-6

1. Fonoaudiologia. I. Título.

CDD 616.855

Elaborado por Maurício Amormino Júnior – CRB6/2422

Contato com a autora:
diretoria@biohouseterapias.com.br

Thieme Revinter Publicações Ltda.
Rua do Matoso, 170
Rio de Janeiro, RJ
CEP 20270-135, Brasil
http://www.thieme.com.br

Thieme USA
http://www.thieme.com

Design de Capa: © Thieme
Créditos Imagem da Capa: imagem gerada por IA da Gemini.

Impresso no Brasil por Meta Brasil
5 4 3 2 1
ISBN 978-65-5572-380-9

Também disponível como eBook:
eISBN 978-65-5572-381-6

"O Estado democrático de direito soberano, acima da democracia apenas Deus"

Elizangela Aparecida Barbosa

DEDICATÓRIA

Dedico este livro a cada profissional da voz que atendi ao longo da minha carreira como fonoaudióloga e cientista social e política.

Em especial, dedico a duas amigas que me incentivaram a formalizar este livro, que já existia em minha mente e precisava de um impulso para ganhar forma no papel. Elas foram muito corajosas nesse impulsionamento: à querida enfermeira Tathiane Tioko e à médica Dra. Regina Aguiar Mesquita.

À minha querida amiga Débora Sotto, que gentilmente contribuiu com um capítulo e vem colaborando com minha jornada de evolução na Terra, também dedico este trabalho.

Dedico a você, leitor(a), por apoiar meu trabalho com a parceria de uma leitura atenta.

PREFÁCIO

Querido(a) leitor(a), este livro foi escrito com muito amor e carinho. É fruto da minha experiência clínica atendendo profissionais da voz.

Quero compartilhar com você um pouco do meu pensamento, do meu raciocínio clínico, da minha jornada dentro da fonoaudiologia e, também, da trajetória como cientista social e política, desenvolvida por meio do trabalho com assessoria e consultoria às principais personalidades políticas deste país.

SUMÁRIO

Manual Prático de Comunicação para Profissionais da Voz

Thieme Revinter

A COMUNICAÇÃO HUMANA

CAPÍTULO 1

Poesia é comunicação...a sós.
Mário Quintana

A comunicação é o processo de troca e compartilhar: informações, ideias, sentimentos e significados entre indivíduos ou grupos, utilizando diversos meios, como a fala, a escrita, os gestos e as expressões.

É uma habilidade essencial para a interação humana, permitindo a construção de relações, o compartilhamento de conhecimento e a promoção da colaboração de fatores culturais, sociais, pessoais e econômicos em uma sociedade.

ELEMENTOS DA COMUNICAÇÃO

- *Emissor*: aquele que inicia o processo de comunicação, transmitindo a mensagem.
- *Código*: o sistema de signos e regras que permite a mensagem ser compreendida, como a linguagem, os gestos, o visual, a escrita, a grafia etc.
- *Receptor*: aquele que recebe e interpreta a mensagem.
- *Contexto*: as circunstâncias e o ambiente em que a comunicação acontece.
- *Canal*: o meio pelo qual a mensagem é transmitida, como a fala, a escrita, a internet, os vídeos etc.
- *Mensagem*: o conteúdo que é emitido, podendo ser verbal ou não verbal.
- *Inteligência artificial (AI)*: é um meio de comunicação artificial utilizado por um conjunto de tecnologias que permitem aos computadores executarem uma variedade de funções avançadas, incluindo a capacidade de ver, ler, entender e traduzir fala, em diversos idiomas, e escritos, analisar dados, mapas, gráficos, e fazer recomendações e orientações etc. Ainda incapaz de substituir a voz humana com precisão; a voz é marca única da expressividade de cada sujeito na Terra.

IMPORTÂNCIA DA COMUNICAÇÃO

A comunicação é fundamental para o desenvolvimento da sociedade, pois permite a troca de informações, o aprendizado, a construção de relações e a promoção de mudanças. Uma boa comunicação contribui para a construção de laços sociais, a resolução de conflitos e o desenvolvimento de projetos e ideias em conjunto.

Formas de Comunicação

A comunicação pode ser:

- *Verbal*: utiliza a linguagem falada ou escrita.
- *Não verbal*: utiliza gestos, expressões faciais, tom de voz etc.
- *Mista*: combina a comunicação verbal e não verbal.

Comunicação no Contexto Profissional

No ambiente de trabalho, a comunicação é essencial para a organização, o planejamento, a execução e o controle das atividades. Uma comunicação eficiente contribui para a melhoria da produtividade, o aumento da satisfação dos colaboradores e a criação de um ambiente de trabalho mais positivo.

Na área da saúde, o profissional que reabilita alterações e desordens ou promove a melhora no padrão de comunicação humana é o fonoaudiólogo.

A VOZ

CAPÍTULO 2

*A gente quer ter **Voz Ativa***
No nosso destino mandar
Mas eis que chega a roda-viva
E carrega o destino pra lá.

Chico Buarque de Hollanda

A palavra "voz" em português refere-se ao som produzido pelas pregas vocais, popularmente chamadas de "cordas vocais" e utilizadas para comunicação e expressão humana.

A voz é ferramenta fundamental para a interação humana e pode ser usada para falar, cantar, rir, chorar, entre outros aspectos.

A voz é produzida na laringe, onde as pregas vocais vibram com o fluxo de ar, e é modificada na faringe, nas cavidades bucal e nasal e nos seios da face.

A voz é única para cada sujeito, é como uma impressão digital; mesmo nas imitações de pessoas e personagens não há nada igual.

ELABORAÇÃO

Produção da Voz

A voz é gerada na laringe, mais especificamente pelas pregas vocais, que vibram devido ao fluxo de ar dos pulmões e à ação dos músculos laríngeos.

Modificação do Som

O som produzido pelas pregas vocais é modificado e moldado na faringe, na cavidade bucal, nos seios da face e no nariz, o que lhe confere tonalidade e timbre característicos e individuais.

FUNÇÕES DA VOZ

A voz é uma ferramenta essencial para a comunicação humana, permitindo transmitir sentimentos, emoções e intenções.

Expressões com a Voz

Além de falar, a voz é usada para atuar, rir, chorar, soluçar, balbuciar, bocejar, gritar, cantar e outras manifestações sonoras.

VOZ HUMANA

A voz humana é um recurso vital para a comunicação, permitindo a expressão de ideias, sentimentos e intenções no ato comunicativo.

TIPOS DE VOZ

A voz humana pode ser categorizada em diferentes tipos, como soprano, *mezzosoprano*, contralto, tenor, barítono e baixo, dependendo do alcance e da tessitura da voz.

A voz ativa é usada quando o sujeito gramatical pratica a ação verbal. Indica, assim, que o sujeito gramatical é o agente da ação.

O profissional que pode ajudar as pessoas a cuidarem, prevenirem e reabilitarem a voz é o fonoaudiólogo.

QUALIDADE VOCAL

- *Voz normal*: uma voz clara e saudável, sem características incomuns.
- *Voz tensa*: uma voz que soa forçada e com tensão na região da laringe.
- *Voz diplofônica*: uma voz que produz dois tons simultaneamente.
- *Voz rouca*: uma voz com ruído associado à emissão, causada por irregularidades na vibração das pregas vocais.
- *Voz soprosa*: uma voz com excesso de ar na emissão, podendo parecer fraca ou suave.
- *Voz áspera*: uma voz com timbre mais grave e irregular, com dificuldade de controle.

A extensão vocal refere-se à gama de notas que um indivíduo consegue cantar confortavelmente.

TIPOS DE VOZES NO CANTO

- Vozes masculinas:
  - Tenor: uma voz masculina aguda.
  - Contratenor: um tipo de voz masculina que usa principalmente o falsete para alcançar notas mais agudas, muitas vezes comparáveis ao alcance de uma voz feminina.
  - Baixo: a voz masculina mais grave.
  - Barítono: uma voz masculina de tessitura média, entre o tenor e o baixo.
- Vozes femininas:
  - Soprano: a voz feminina mais aguda.
  - Contralto: a voz feminina mais grave, também conhecida como alto.
  - Mezzosoprano: uma voz feminina de tessitura média, entre o soprano e o contralto.

Além da classificação vocal, existem diferentes **registros vocais**: voz modal (voz normal), *fry* (registro pulsátil), falsete e registro de apito, que se referem a como as pregas vocais vibram durante a produção da voz.

PROFISSIONAIS DA VOZ

CAPÍTULO 3

É pra ganhar o pão tem que trabalhar
Missão para os heróis que estão dentro do seu lar
O seu pai, sua mãe, são trabalhadores
São os super-heróis, verdadeiros protetores

A superjornalista, o superdoutor
O supermotorista, o supertrocador
O superguitarrista, o superprodutor
E a superprofessora, é que me ensinou

Supertrabalhador
Gabriel O Pensador

Os profissionais da voz são aqueles que, para desempenhar suas funções no trabalho, dependem unicamente da voz.

Essa categoria de uso profissional da voz inclui uma variedade de profissões, desde artistas como cantores e atores, professores, vendedores, operadores de *telemarketing*, palestrantes, políticos, advogados, apresentadores, jornalistas e outros que necessitam de um uso constante e exigente da voz.

A saúde vocal é crucial para esses profissionais, e a prevenção de problemas vocais por meio de cuidados específicos e acompanhamento fonoaudiológico é fundamental para garantir a continuidade de suas atividades profissionais de maneira saudável.

O Ministério da Saúde reconhece o distúrbio de voz como uma patologia ocupacional, também conhecida como Distúrbio de Voz Relacionado ao Trabalho (DVRT), e está incluído na lista de doenças ocupacionais. Por meio da Portaria GM/MS Nº 2.309, de 28 de agosto de 2020, foi oficializada sua inclusão como DVRT – Distúrbio de Voz Relacionado ao Trabalho.

O QUE É DISTÚRBIO DE VOZ RELACIONADO AO TRABALHO (DVRT)?

O Distúrbio de Voz Relacionado ao Trabalho (DVRT) é qualquer desvio na voz que afeta a capacidade do trabalhador de usar a voz no seu trabalho, podendo ter causas funcionais (uso inadequado da voz) ou orgânicas (problemas nas cordas vocais).

RECONHECIMENTO

A inclusão na lista de doenças relacionadas ao trabalho permite que os trabalhadores com Distúrbio de Voz Relacionado ao Trabalho tenham direito a benefícios como afastamento, readaptação funcional e tratamento de reabilitação adequado.

AÇÕES DE PREVENÇÃO E TRATAMENTO

O Ministério da Saúde e outras entidades promovem ações de prevenção e tratamento, incluindo orientações sobre higiene vocal, controle de fatores de risco no ambiente de trabalho e tratamento fonoaudiológico.

GRUPOS DE RISCO

O DVRT é mais frequente em profissionais que usam a voz como instrumento de trabalho, como professores, teleoperadores, advogados, atores, jornalistas, palestrantes e cantores, entre outros.

Profissionais da Voz

Locutores, Jornalistas e Apresentadores

A voz é fundamental para a comunicação em rádio, *internet*, *podcast* e televisão, exigindo precisão e controle vocal.

Atores

A voz é utilizada para interpretar personagens e transmitir emoções, requerendo uma técnica vocal e um cuidado com a saúde vocal.

Feirantes

A voz é utilizada para chamar clientes e para vender produtos na feira livre.

Dubladores

A voz é utilizada para dar voz a personagens em filmes, vídeos e séries, requerendo uma técnica vocal e adaptação a diferentes estilos.

Professores e Palestrantes

A necessidade de transmitir informações oralmente, muitas vezes em ambientes com ruído, exige um bom controle vocal e cuidados com a saúde.

Cantores

A voz é a principal ferramenta de trabalho, demandando treinamentos vocais específicos e cuidados com a higiene vocal.

Operadores de Telemarketing

A voz é utilizada para contatar clientes e divulgar produtos, exigindo ritmo e tom adequados.

Influencer

A voz é utilizada profissionalmente como instrumento de vivência diária e persuasão para influenciar outras pessoas na compra, venda e no modo de vida.

Vendedores

A voz é essencial para interagir com clientes e fechar negócios, exigindo um tom agradável e persuasivo.

Advogados

A voz é utilizada para expor argumentos e persuadir juízes e jurados, exigindo um tom firme e claro.

IMPORTÂNCIA DA TRÍADE DOS CUIDADOS COM A VOZ

Prevenção

A prevenção de problemas vocais é fundamental, especialmente para profissionais que dependem da voz para trabalhar.

Saúde Vocal

A saúde vocal é um fator importante para o desempenho profissional e para a qualidade de vida.

Acompanhamento Fonoaudiológico

O fonoaudiólogo é o profissional capacitado para avaliar e tratar problemas vocais, além de orientar sobre a higiene e prevenção vocal.

EXPRESSIVIDADE

CAPÍTULO 4

E o Verbo se fez carne e habitou entre nós.

João 1:14

A voz no ato de falar é expressiva porque suas condições de produção possibilitam diversos ajustes. O nosso aparelho fonador é dotado de neurorreceptores que possibilitam neuroplasticidade combinados com câmaras de ressonâncias que são músculos e órgãos com quantidade de ar que passa pelas pregas vocais e são emitidos pela boca como sinal de fala e captados pelos ouvintes.

A expressividade verbal é o ato em que o "verbo" ou a palavra se manifesta na materialidade da voz e faz-se presente como frequência sonora para os ouvintes.

A expressividade vocal ou expressividade de fala revela mais que som e timbre de voz, revela intensão, ritmo, variações, pausas, entonação, ajuste, emoções etc.

A expressividade é o recurso usado inconscientemente por muitos profissionais da voz com objetivo de destaque, evidência e para prender a atenção do ouvinte, além do uso simbólico dos sons.

A expressividade é verbal e não verbal, com o uso da expressão corporal, facial e das emoções.

A expressão verbal do sujeito é responsável pela dimensão que ouvinte atribui as características físicas, sociais e psicológicas do emissor. É por meio dessa expressividade que o indivíduo manifesta suas ideias e seus propósitos.

A expressão verbal, a imagem visual e a expressão corporal revelam a personalidade do comunicador.

Vale ressaltar que a "expressividade" é matéria-prima da prática diária do fonoaudiólogo e dos profissionais da voz.

ELEMENTOS DA EXPRESSIVIDADE VERBAL

- Padrões acentuais.
- Padrões entoacionais.
- Padrões rítmicos.
- Pausas.
- Forma de elocução.
- Qualidade de voz.

ELEMENTOS DA EXPRESSÃO NÃO VERBAL

- Expressão corporal e gestual.
- Expressão facial.
- Expressão visual.
- Expressão emocional.
- Expressão psíquica.
- Imagem gerada pela expressão não verbal.

Em genética, expressividade é o grau em que um fenótipo é expresso por indivíduos que possuem um genótipo particular.

A expressividade define a individualidade de um ser humano, em sua essência única e insubstituível.

Podemos citar inúmeros artistas com expressividade icônica e insubstituível com seu canto, sua arte e sua comunicação.

A expressividade pode ser treinada e melhorada; porém é única em cada indivíduo, sendo distinta inclusive entre gêmeos univitelinos. E, cada indivíduo tem um traço peculiar e único de expressividade.

Eu me expresso, você se expressa e nós expressamos; na ciranda perfeita da vida.

COMUNICAÇÃO NAS REDES SOCIAIS

CAPÍTULO 5

Eu quero entrar na rede
Promover um debate
Juntar via Internet...
Gilberto Gil

As redes sociais são plataformas digitais que permitem a conexão e a interação entre pessoas, grupos e organizações, facilitando e agilizando a comunicação.

A sua principal função é o compartilhamento de conteúdo e o estabelecimento de relacionamentos formal e informal. Elas podem ser utilizadas para diversos fins, como entretenimento, relacionamento, *networking* profissional e compartilhamento de informações.

Vale ressaltar que comunicação nas redes sociais deve ser cautelosa, pois ela retrata a imagem do indivíduo ou da empresa que representa. Para isso, é necessária uma comunicação objetiva, formal e assertiva.

As redes sociais são plataformas *on-line* que permitem aos usuários criarem perfis, interagirem com outros usuários, compartilharem conteúdo e participarem de comunidades com base em interesses em comum.

Elas são caracterizadas pela interação e pelo compartilhamento público de informações, diferindo de ferramentas de comunicação como *e-mail* ou SMS.

As redes sociais têm diversas finalidades, incluindo as descritas a seguir.

FINALIDADES DAS REDES SOCIAIS

Marketing e Publicidade

Empresas de *marketing* e publicidade utilizam as redes sociais para divulgar produtos e serviços, alcançar novos clientes e interagir com o público-alvo.

Compartilhamento de Conteúdo

Permitem que os usuários publiquem textos, fotos, vídeos e outros tipos de mídia, compartilhando suas experiências e ideias.

Conexão e Relacionamento

Facilitam a comunicação e o contato com amigos, familiares e pessoas com interesses semelhantes.

Networking Profissional

Oferecem oportunidades para empresas e profissionais conectarem-se, divulgarem seus trabalhos e encontrarem novas oportunidades.

Informação e Notícias

Funcionam como um canal para disseminação de notícias e informações sobre diversos assuntos.

Entretenimento e Lazer

São utilizadas para consumir conteúdos, participar de jogos, assistir a vídeos e interagir com comunidades de interesse.

REDES SOCIAIS

Facebook

Uma rede social utilizada para diversos fins, como relacionamentos, entretenimento e *networking*.

Instagram

Plataforma focada em conteúdo visual, como fotos e vídeos, muito popular para compartilhamento de experiências e influência.

TikTok e Kwai

Redes Sociais focadas em vídeos curtos, muito populares entre o público jovem.

YouTube

Plataforma de vídeos muito utilizada para entretenimento, tutoriais e informação.

WhatsApp

Aplicativo de mensagens instantâneas também utilizado para comunicação de anúncios, grupos e comunidades.

X

Rede social focada em mensagens curtas e em tempo real, utilizada para notícias, discussões e interação com celebridades e autoridades.

Linkedin

Rede social com finalidade profissional utilizada para *networking*, busca de vagas de emprego e divulgação de carreiras.

BENEFÍCIOS

As redes sociais podem trazer diversos benefícios, como a facilidade e a agilidade de comunicação e o acesso à informação, independente de idade, gênero, classe social, grau de escolaridade, e a interação social de diversos públicos.

RISCOS

Apresentam riscos, como o vício em tecnologia, a exposição a conteúdos inadequados e a disseminação de notícias falsas (*fake news*). É importante utilizar as redes sociais de forma consciente e equilibrada, evitando os riscos.

COPYWRITING

É o processo de produção de textos persuasivos para ações de *marketing* e vendas, como o conteúdo de mensagens para vídeos, *e-mails*, *sites*, catálogos, anúncios e cartas de vendas, por exemplo. O profissional responsável pelo desenvolvimento do texto (também chamado de "copy") é conhecido como *copywriter*.

Em *marketing* digital, um nicho de mercado é um segmento específico de consumidores com necessidades e interesses bem definidos, que podem ser explorados por empresas com produtos ou serviços mais direcionados.

Encontrar e dominar um nicho pode ser mais vantajoso do que tentar abranger um público amplo, pois permite uma comunicação mais eficaz e estratégias de *marketing* mais assertivas.

NICHO DE MERCADO

É uma área de mercado com características particulares, em que um grupo de consumidores compartilha necessidades, desejos ou interesses específicos. Em vez de tentar atingir um público amplo, as empresas podem-se concentrar em um nicho, o que pode gerar resultados mais eficientes.

Ao escolher um nicho, é importante lembrar que a internet oferece diversas possibilidades de atuação, desde a criação de um *site* ou *blog* até o desenvolvimento de aplicativos, cursos *on-line* e plataformas de *e-commerce*.

O importante é encontrar um nicho que você se identifique e que tenha potencial para gerar resultados positivos e comunicação assertiva e eficaz.

Vantagens de atuar em um **nicho** de mercado:

- *Segmentação*: é a seleção que permite uma comunicação mais direcionada e eficaz com o público-alvo.
- *Menos concorrência*: em geral, nichos menos explorados apresentam menor concorrência, facilitando o destaque e a consolidação da marca ou personalidade.
- *Fidelização*: clientes de nicho tendem a ser mais leais à marca que entende suas necessidades e oferece soluções específicas para problemática do dia a dia.
- *Autoridade*: ao focar em um nicho, a empresa pode-se tornar especialista e referência na área, aumentando sua credibilidade, influência e reconhecimento.
- *Monetização*: nichos com alta demanda e pouca oferta podem gerar bons retornos financeiros de maneira direta ou indireta.

Exemplos de Nichos de Mercado

Educação

Cursos *on-line* sobre desenvolvimento pessoal, carreira, idiomas, finanças etc.

Moda e Beleza

Roupas para gestantes, moda *plus size*, produtos de beleza naturais, acessórios personalizados.

Saúde e Bem-Estar

Saúde mental, emagrecimento, nutrição específica (vegana, vegetariana), exercícios físicos, meditação, suplementos e medicações tradicional e natural.

Tecnologia

Cursos *on-line* sobre programação, desenvolvimento de aplicativos, produtos para *gamers*, *sites*, vídeos, tecnologia etc.

Animais de Estimação

Alimentação natural, ração, acessórios, adestramento *on-line* e petiscos saudáveis.

Mercado Pet

Produtos e serviços para animais de estimação, adestramento, brinquedos, acessórios, plano de saúde, serviços de banho e tosa e adestramento.

Decoração

Móveis planejados, decoração sustentável, artigos de decoração personalizados etc.

Entretenimento e Lazer

Cursos *on-line* sobre jogos, esportes, *hobbies*, artesanato, música etc.

Encontrar o Nicho Ideal

1. Identifique seus interesses e habilidades:
   - Analise suas paixões, conhecimentos e experiências para encontrar áreas em que você se destaque.
2. Pesquise a demanda:
   - Utilize ferramentas de pesquisa de mercado para identificar nichos com alta demanda e potencial de crescimento.
3. Analise a concorrência:
   - Avalie a concorrência existente e identifique oportunidades para diferenciar-se e oferecer algo único.
4. Defina seu público-alvo:
   - Entenda as características, necessidades e desejos do seu público para criar produtos e serviços que atendam às suas expectativas.
5. Teste e adapte:
   - Comece com um nicho específico e, com base nos resultados, ajuste sua estratégia e explore novas oportunidades.
6. Comunicação:
   - Comunique-se com seu público de maneira simples e objetiva, crie conexões com esse nicho e público, pois a comunicação digital é rápida e dinâmica. Ela arrasta ou repele; sendo assim, pode-se ganhar seguidores ou perder, ser cancelado etc.

FAMOSO BOCA A BOCA

Vale ressaltar que pessoas engajam e vendem mais do que produtos ou empresas; ou seja, compramos e seguimos por identificação. Um exemplo clássico é visto em uma determinada pessoa ter mais seguidores que uma marca de referência internacional.

O velho ditado: "boca a boca" é alma de qualquer negócio; agora, "boca a boca" é digital na figura de personalidades *influencers*.

O *marketing* de influência de alta *performance* é uma tendência mundial que marca uma era entre o mundo físico e o digital que chamamos de mundo híbrido ou líquido.

MUNDOS LÍQUIDO E HÍBRIDO

O termo "**mundo líquido**" foi popularizado pelo sociólogo Zygmunt Bauman para descrever a sociedade contemporânea caracterizada pela falta de solidez nas relações, volatilidade, fluidez, e identidades e instituições.

O conceito "**mundo híbrido**" refere-se a um ambiente onde experiências físicas e digitais se entrelaçam, especialmente em contextos como trabalho e interação social.

Há uma grande importância em conhecer ambos os conceitos de "mundo líquido" e "mundo híbrido" para a comunicação e a relação de trabalho e relacionamento na vida diária; temos um senso de urgência de comunicar de maneira rápida e assertiva.

No mundo líquido, a comunicação tem de fluir com rapidez e identidade; no mundo híbrido, as comunicações física e digital são ferramentas poderosas de nossa modernidade.

PERTENCER PARA COMUNICAR OU COMUNICAR PARA PERTENCER?

CAPÍTULO 6

Pois agora eu sei o que se sente um pardal
Ao encontrar sua casa
Agora eu sei o que se sente a andorinha
Ao encontrar um ninho para si
Esse sentimento de pertencer...
Lucas Lima José Jr.

A palavra “pertencer” é verbo transitivo indireto; ser propriedade de; fazer parte de; ser parte do domínio de.

Exemplos: "o livro pertencia à professora;" "era uma questão que pertencia à história."

O ato de comunicar traz consigo a necessidade de pertencimento; afinal, comunicação verbal ou não verbal tem como objetivo a interação e o relacionamento com o outro. Em um ato sincronizado entre emissor e receptor, o pertencimento surge nas entrelinhas como um ato generoso de empatia; está relacionado com a energia de ser acolhido, de sentir-se em casa, num lar leve e amoroso.

A artista Preta Gil, em muitos momentos de sua carreira, foi protagonista da voz do pertencimento, vejam: "Eu não precisei de coragem para ser quem eu sou, eu precisei me amar." "A minha arte é uma forma de mostrar que todos somos iguais, independentemente das diferenças."

O pertencimento está intrinsecamente ligado com a ideia de fazer parte, ser parte e estar incluído naquele grupo, naquela conversa etc. É a ferramenta mais eficaz da comunicação não violenta e da inteligência emocional.

O sentimento de pertencimento é desencadeado pela comunicação efetiva, clara e objetiva.

Muitas pessoas precisam se sentir seguras e acolhidas para terem coragem de falar e comunicar-se; um exemplo clássico são as pessoas que estão dentro do transtorno do espectro autista (TEA), que necessitam de pertencimento para se comunicar e interagir com o mundo. Assim, devemos considerar que existem pessoas que necessitam pertencer para comunicar.

Uma pessoa portadora de uma patologia rara, ou de múltiplas deficiências, que não fala, não anda, não enxerga, não ouve, não se mexe, vive simplesmente para pertencer, pertencer a uma missão maior, pertencer para aquela família, pertencer àquela instituição, pertencer aos profissionais de saúde, pertencer àquelas pessoas que a cercam, pelo dom extraordinário de sua vida.

Um outro fato, por exemplo, quando uma pessoa com uma vida normal sofre um acidente e a vida lhe dá o desafio de tornar-se portadora de uma deficiência adquirida; é como se a vida desse a oportunidade de um novo pertencimento, novas oportunidades e novos caminhos na jornada da vida.

Pertencimento é um sentimento, uma energia capaz de unir ou repelir na ausência dele; sendo assim, é impossível comunicar-se sem sentir essa energia no ar.

É natural, nos seres humanos, a necessidade de se comunicar para sentir-se pertencente do meio que se está inserido, gerando uma simbiose com outro.

Comunicar-se para pertencer é uma demanda recorrente de inúmeros comunicadores.

O profissional da voz, ou melhor, o profissional da comunicação, deve dominar essa arte de "comunicar para pertencer" e de "pertencer para comunicar".

No contexto de atuação de comunicação profissional, o ato de comunicar deve passar segurança, empatia, resolução e acolhimento, passando uma mensagem subliminar de bom comunicador, de verdade, liderança e confiança, e o efeito rebote desse ato é, sem dúvida, o pertencimento, gerando, assim, um ciclo vicioso ou virtuoso da comunicação.

Vale a ressalva que pertencimento é um elemento da comunicação importante para o fonoaudiólogo trabalhar no *setting* terapêutico.

Pertencer é fazer parte para ser parte de um todo.

Pertencimento é um sentimento de acolhimento desperto pelo meio o qual o sujeito está inserido.

POEMA

Arte de Pertencer

Pertencer é Falar;
Pertencer é Ouvir;
Pertencer é Silenciar;
Pertencer é Amar;
Pertencer é Arte;
Pertencer é Ser;
Pertencer é Comunicar;
Pertencer é Cultura;
Pertencer é Social;
Pertencer é Vida
Pertencer é Emocional;
Pertencer é Agir,
Pertencer é Parar;
Pertencer é Voz;
Pertencer é Empatia;
Pertencer é Solidariedade;
Pertencer é Maternal;
Pertencer é Esperança;
Pertencer é Fé;
Pertencer é Economia;
Pertencer é Liberdade;
Pertencer é Atitude;

Pertencer é força do "Eu";
Pertencer é Grupo;
Pertencer é Tribo;
Pertencer é Comunidade;
Pertencer é Aceitar;
Pertencer é Respeitar;
Pertencer é Igualdade;
Pertencer é Equidade;
Pertencer é Equilíbrio;
Pertencer é Justiça;
Pertencer é Paz;
Pertencer é Leveza;
Pertencer é Está;
Pertencer é Acolhimento;
Pertencer é Individualidade;
Pertencer é Humanidade;
Pertencer é Ser Humano;
Pertencer é Sororidade;
Pertencer é Doação;
Pertencer é Ação;
Pertencer é Sagrado;
Pertencer é Família;
Pertencer é Divino;
Pertencer é Saúde;
Pertencer é Incluir;
Pertencer é Rede, Digital e Internet;
Pertencer é Físico e Espiritual;
Pertencer é Mistério e Segredo,
Pertencer é Morrer para Viver;
Pertencer é Nascer e Renascer;
Pertencer é Verbal ou Não Verbal;
Pertencer é Gestual e Visual;
Pertencer é Ciranda de Roda;
Pertencer é Dança;
Pertencer é Atuar;
Pertencer é Informar;
Pertencer é Organizar;
Pertencer é Educar;
Pertencer é Pertencimento;
Pertencer é o Sagrado Feminino entrelaçado com Sagrado Masculino gerando o humano.
Pertencer é Solidão; mas também é Solitude.
Pertencer é Existir para pertencer e ser para pertencer ao todo.
Ah! Só queremos Pertencer! Ou simplesmente Ser!

Autora: **Elizangela Aparecida Barbosa**

CAPÍTULO 7

VOZ DO(A) ADVOGADO(A) – USO DA EXPRESSÃO "PELA ORDEM"

Débora Sotto

Mil nações. Moldaram minha cara. Minha voz.
Uso para dizer o que se cala.
Ser feliz no vão, no triz é força que me embala.
O meu país é meu lugar de fala...

Elza Soares

A Constituição Federal de 1988 dispõe, em seu artigo 133, que o advogado é indispensável à administração da justiça, sendo inviolável por seus atos e **manifestações** no exercício da profissão, nos limites da lei. O direito de manifestar-se, de ser ouvido e de fazer-se ouvir pelos seus interlocutores é da essência da atividade profissional da advocacia.

Assim, o exercício proficiente da advocacia impõe aos advogados e advogadas, além do conhecimento técnico das normas jurídicas, o desenvolvimento de habilidades mínimas de oratória e retórica. A oratória, ou a arte de falar bem em público, envolve o domínio de um conjunto de técnicas de expressão oral, enquanto a retórica, ou a arte de persuadir, envolve o domínio de um conjunto de técnicas de persuasão, aplicáveis tanto na comunicação oral quanto na comunicação escrita.

O direito brasileiro, diversamente do direito anglo-saxão, tem por tradição o predomínio de manifestações por escrito, deixando a oralidade para momentos processuais mais pontuais, como a realização de audiências e sustentações orais em sessões de julgamento no Tribunal do Júri e nas Cortes Superiores. Em anos mais recentes, com a introdução dos chamados meios alternativos de solução de controvérsias, como a mediação e a arbitragem, a oralidade vem ganhando cada vez mais espaço na advocacia, sobretudo em âmbito extrajudicial.

Predominam, entretanto, no imaginário popular, as representações estereotipadas dos advogados, retratados como tipos folclóricos, que falam demais e usam um vocabulário rebuscado e excludente, repleto de expressões difíceis e citações em latim. Assim, nas caricaturas mais extremadas, a linguagem hermética e aparentemente rebuscada, popularmente denominada como "juridiquês", é evocada como uma alegoria humorística da inépcia, do despreparo e, muitas vezes, do elitismo tacanho ou da desonestidade do mau advogado.

Como observam Anderson Ferreira, Izilda Maria Nardocci e Iasmim Cristina Rodrigues Brilhante, se o acesso à Justiça é um direito constitucional, como efetivamente o é, a linguagem jurídica deve facilitar o acesso, e não o obstruir. Desse modo, a boa advocacia deve tomar como ponto de partida uma comunicação clara, simples e correta. É o que aponta José Anchieta da Silva: "o Advogado deve falar e escrever com clareza e corretamente... Na elaboração de suas peças deve usar linguagem apropriada, atento ao valor e ao conteúdo do vocabulário jurídico. É desnecessário pedantismo. A Advocacia moderna não se compatibiliza com textos longos."

Nesse sentido, vem-se afirmando no meio jurídico brasileiro o movimento pelo uso da linguagem simples no intuito de evitar o excesso de formalismo e garantir uma comunicação mais inclusiva e mais efetiva entre as partes. Insere-se, nesse contexto, o Pacto Nacional do Judiciário pela Linguagem Simples, lançado pelo Conselho Nacional de Justiça em dezembro de 2023, como um conjunto de iniciativas orientadas a promover a adoção de uma linguagem simples, direta e compreensível a todos os cidadãos na produção das decisões judiciais e na comunicação geral com a sociedade.

O caráter essencialmente libertário e democrático da comunicação na advocacia expressa-se por meio de diversas prerrogativas, direitos concedidos por lei e que visam a proteger e garantir a atuação dos advogados na defesa dos seus patrocinados. Essas prerrogativas são elencadas principalmente pela Lei nº 8.906/1994, lei de caráter nacional que veicula o Estatuto da Advocacia e da Ordem dos Advogados do Brasil.

Entre essas prerrogativas, inclui-se o uso da expressão "pela ordem", prevista no artigo 7º, do Estatuto da Advocacia, com a redação dada pela Lei nº 14.365/2022. Por essa prerrogativa, é direito de todo advogado ou advogada usar da palavra, pela ordem, em qualquer tribunal judicial ou administrativo, órgão de deliberação coletiva da administração pública ou comissão parlamentar de inquérito, mediante intervenção pontual e sumária, para esclarecer equívoco ou dúvida surgida em relação a fatos, documentos ou afirmações que influam na decisão.

Como expressão da oralidade, compreendida como o "bom (e correto) uso da palavra" e "chave para obtenção da sempre desejável celeridade processual e segurança jurídica", o uso da palavra "pela ordem" deve ser manejado com precisão e técnica, sob pena de impactar a comunicação e afetar a credibilidade do advogado ou da advogada que a invoca.

O uso da expressão "pela ordem" reivindica o uso da palavra para promover uma correção de curso no processo comunicativo, permitindo ao advogado ou à advogada esclarecer equívocos ou dúvidas sobre elementos centrais para a solução de uma controvérsia. Em situações mais extremadas, constitui uma importante ferramenta de defesa contra tentativas de silenciamento abusivo de advogados e advogadas por autoridades públicas, como juízes, promotores e parlamentares.

Não obstante, o uso da palavra por advogados e advogadas tem sido objeto de graves ataques no país, decorrentes da frequente recusa de magistrados e autoridades em respeitar o uso da fala pela advocacia em audiências e sessões de julgamento. Entre esses ataques, inclui-se a realização de sessões de julgamento em formato virtual sem a prévia concordância dos advogados do processo, impedindo-os de realizar sustentações orais em defesa de seus patrocinados.

É importante destacar que o silenciamento da advocacia também apresenta uma forte dimensão de gênero. Advogadas têm sua palavra cassada em audiências, sessões de julgamento e reuniões, apenas por serem mulheres. Advogadas negras sofrem, nesse contexto, um duplo silenciamento, em razão de raça e de gênero.

A invalidação da palavra feminina, estrutural na sociedade brasileira, alcança também as mulheres advogadas, com repercussões sobre as suas oportunidades de carreira e satisfação profissional. Como narram Ana Paula Trento, Florence Rosa e Izabella Borges (2025):

"A realidade forense para as advogadas revela um panorama de violações sistemáticas que transcendem o mero desrespeito pontual para configurar verdadeira violência institucional e gênero. Em pleno exercício da tribuna, elas experimentam o gosto amargo das interrupções reiteradas durante suas manifestações. Não raro, magistrados, promotores e mesmo colegas dirigem-se a elas com inflexões vocais reservadas às crianças ou com a paciência artificial dispensada aos iniciantes, mesmo quando estão diante de profissionais experientes e tecnicamente impecáveis. O ambiente forense transmuta-se em palco onde a voz feminina é tratada como som incidental, não como argumentação jurídica digna de atenção integral."

De acordo com o primeiro Censo da Advocacia, realizado pela OAB Federal em 2024, embora as mulheres sejam maioria nos quadros da advocacia brasileira, ganham menos e apresentam menor índice de satisfação com a atividade profissional do que os homens. Lamentavelmente, o Censo não estendeu o recorte de gênero às violações de prerrogativas.

Os incidentes de violação do direito de fala da mulher advogada são noticiados pela mídia para, em poucos dias, cair no esquecimento. As eventuais consequências da violação raramente recebem a atenção dos veículos de comunicação. Cumpre, então, rememorar aqui dois incidentes emblemáticos.

No primeiro incidente, a advogada Valéria dos Santos, mulher e negra, foi presa e algemada dentro do Fórum de Duque de Caxias, em 2018, depois de ser impedida, em audiência, de consultar a contestação apresentada pela parte contrária no processo. A advogada Valéria dos Santos foi desagravada pelo Presidente Nacional da OAB; no entanto, a juíza leiga que decretou a ordem ilegal de prisão foi inocentada de qualquer prática abusiva pela Comissão Judiciária do Tribunal de Justiça do Rio de Janeiro.

No segundo incidente, em 2024, a advogada gestante Marianne Bernardi teve o seu pedido de preferência para sustentar oralmente reiteradamente negado, em sessão virtual de julgamento realizada no TRT da 4ª Região, apesar de previsto expressamente no artigo 7º-A, inciso III do Estatuto da Advocacia.

O direito de preferência da advogada gestante, lactante e puérpera na ordem das sustentações orais e audiências a serem realizadas pelo Poder Judiciário foi incluído no rol de prerrogativas da Advocacia pela Lei "Julia Matos", proposta após a comoção gerada pelo incidente ocorrido em 2013 com a então advogada Daniela Teixeira, hoje Ministra do Superior Tribunal de Justiça. Gestante de 29 semanas, Daniela Teixeira teve seu pedido de prioridade negado no Conselho Nacional de Justiça, e a longa espera pela oportunidade de sustentar oralmente levou ao nascimento prematuro de sua filha Julia Matos.

Em estudo publicado sobre a fala pública das mulheres, a Profa. Amanda Braga (2024) aponta que os lugares de resistência às interdições historicamente impostas à voz das mulheres perpassam a reivindicação pela produção, recepção e credibilidade da fala feminina. Suas afirmações, feitas sobre a resistência das mulheres ao silenciamento, são perfeitamente transponíveis à mulher advogada: seu direito ao uso da fala, "pela ordem", visa a garantir que ela possa ocupar espaços de fala, fazendo-se ouvir sem ser interrompida e sendo reconhecida como uma profissional que tem conhecimento sobre o que fala e que é, portanto, digna de crédito.

A Ministra Carmen Lúcia, em seu discurso pelo Dia Internacional da Mulher no Supremo Tribunal Federal, proferido em março de 2024, teceu o seguinte comentário sobre o silenciamento das mulheres ao longo da história: "Dizem que nós fomos silenciosas historicamente. Mentira! Nós fomos silenciadas, mas sempre continuamos falando, embora muitas vezes não sendo ouvidas". Em defesa do Estado Democrático de Direito, as mulheres advogadas não se calam e não se calarão. Pela ordem, continuam e continuarão tomando a palavra e fazendo-se ouvir, por si e por seus patrocinados.

Concluímos com reflexão: "Nós mulheres ficamos 2 mil anos caladas, nós queremos ter o direito de falar." (Ministra do STF Cármen Lúcia.)

CAPÍTULO 8

SAÚDE VOCAL

Saúde é o que interessa, o resto não tem pressa.
Paulo Cintura

A voz humana é única, faz parte da individualidade e da identidade do sujeito, e é por meio dela que podemos expressar sentimentos e emoções, e comunicarmo-nos, além de ser instrumento de trabalho para a grande maioria dos chamados "profissionais da voz".

A **Inteligência Artificial** (AI) é um meio de comunicação artificial utilizado por um conjunto de tecnologias que permite aos computadores executarem uma variedade de funções avançadas, entre elas imitar a voz humana, porém sem conseguir a precisão do órgão fonador do indivíduo humano.

A disfonia é a forma mais comum dos transtornos vocais. Ela tem origem multifatorial, e apresenta-se como qualquer distúrbio da voz que seja decorrente de uma alteração funcional e/ou orgânica do trato vocal.

Os hábitos de prevenção não fazem parte da cultura brasileira. Assim, o paciente com alterações vocais geralmente só procura o especialista quando a patologia está avançada.

O uso abusivo e inadequado da voz consiste em um importante exemplo de causa de disfonia.

O consumo de tabaco, narguilé, cigarros eletrônicos, bebidas alcoólicas e outras drogas ilícitas ocupa papel de destaque entre os riscos para neoplasias de cabeça e pescoço.

O conceito de Saúde Vocal atual está intrinsecamente ligado a ideia de hábitos saudáveis como: boa alimentação, bom sono, hidratação, saúde bucal, saúde auditiva, atividade física, controle de peso, bom índice glicêmico e saúde mental e emocional, para que o paciente tenha um bom uso da qualidade vocal. Qualquer alteração nesses hábitos pode desencadear alterações na saúde vocal.

Os alimentos gordurosos, salgados ou doces e altamente condimentados consumidos em excesso levam ao quadro de alteração vocal devido à má digestão, ao refluxo gastroesofágico e a fadiga por sobrepeso e obesidade.

A alimentação saudável com carboidratos, proteínas, frutas, legumes e verduras é o extraordinário que corpo humano precisa para sobreviver com qualidade sem materializar o processo patológico.

A maçã tem função adstringente e pode ajudar na limpeza da garganta e na produção de saliva, auxiliando na hidratação.

Vale salientar que o álcool desidrata o corpo provocando uma sequência de alterações no metabolismo; ao beber, soltamo-nos e passamos a falar cada vez mais alto ou gritando, principalmente quando há ruído sonoro ou música.

O sono é fundamental para regeneração celular do corpo e controle de ansiedade e estresse; vale salientar que o uso de eletrônicos deve ser evitado pelo menos uma hora antes do início do sono.

Evite ambientes ruidosos para livrar-se da competição vocal, e lugares muito secos, como locais com ar-condicionado, o que pode ressecar as pregas vocais.

A hidratação com água é inegociável para bom funcionamento do corpo humano e para lubrificar o trato vocal, principalmente em dias de altas temperaturas.

A saúde bucal está ligada ao conceito de "flora bucal" ou microbiota oral, em equilíbrio com boa conservação dos dentes, do paladar e da saliva com pH equilibrado.

A microbiota oral é um ecossistema complexo de microrganismos que habitam a cavidade bucal humana; é uma comunidade que inclui bactérias, fungos, vírus, arqueas e protozoários. Esses microrganismos são inofensivos e até mesmo benéficos, desempenhando papéis importantes na saúde bucal e geral, como na digestão e na proteção contra patógenos. No entanto, um desequilíbrio na flora bucal pode levar a problemas como cáries, doenças periodontais, mau hálito, alteração de paladar, refluxo gastresofágico, disfagia e até endocardite bacteriana.

PAPILOMAVÍRUS HUMANO (HPV)

O papilomavírus humano (HPV) é um vírus comum que pode infectar a boca e a garganta, muitas vezes transmitido por sexo oral ou contato direto com a região. A rouquidão pode ser um sintoma de HPV, embora a maioria das infecções por HPV na boca e garganta seja assintomática. Em alguns casos, o vírus pode causar alterações, lesões, como verrugas, ou evoluir para condições mais graves, como papilomatose laríngea ou câncer orofaríngeo.

Sintomas na Boca e Garganta

- *Rouquidão*: é um dos sintomas mais comuns, especialmente em casos de papilomatose laríngea, em que as lesões afetam as cordas vocais.
- *Dor de garganta persistente*: pode ser um sinal de infecção por HPV ou de desenvolvimento de câncer orofaríngeo.
- *Dificuldade ou dor ao engolir*: é outro sintoma que pode indicar problemas na garganta, incluindo lesões causadas pelo HPV.
- *Sensação de nódulo na garganta*: uma reação inflamatória ou o desenvolvimento de lesões na região.
- *Nódulos no pescoço*: linfonodos aumentados podem indicar infecção ou inflamação na região.
- *Tosse com sangue*: é um sinal de câncer orofaríngeo, especialmente se acompanhado de rouquidão e dificuldade para engolir.
- *Lesões visíveis*: na mucosa da garganta, amígdalas ou base da língua.
- *Dor ao engolir ou mastigar*: sinais de que as lesões podem estar afetando a função da garganta e boca.
- *Perda de peso inexplicável*: um sinal de que a dificuldade para comer está afetando a nutrição.

Diagnóstico e Tratamento

Para o diagnóstico, é necessária a avaliação médica caso apresente rouquidão persistente ou outros sintomas mencionados anteriormente, especialmente se há histórico de sexo oral ou contato com pessoas infectadas por HPV.

O diagnóstico precoce e o tratamento são essenciais para evitar complicações como a evolução para câncer orofaríngeo.

Prevenção

A vacinação contra o HPV é uma medida eficaz para prevenir infecções pelo vírus, incluindo aquelas que podem afetar a boca e a garganta. Além disso, manter uma boa higiene bucal e evitar o contato com lesões suspeitas também são medidas importantes para reduzir o risco de infecção.

OUTRAS ALTERAÇÕES

Outros fatores importantes são: o bruxismo, o braquismo e as alterações na articulação temporomandibular (ATM) que podem ocasionar variantes importantes na voz, pontos de tensão e modificações nas caixas de ressonâncias da voz.

Processos inflamatórios, como sinusite, rinite e enxaqueca constante, devem ser tratados com ajuda médica; a automedicação pode ocasionar risco à saúde e alterações vocais.

Alterações no sistema gastrointestinal podem aumentar o refluxo gastresofágico, afetar a voz e até mesmo a deglutição.

A saúde auditiva é fundamental, e, para falar bem, precisamos ouvir bem; caso contrário, há desequilíbrio, e, quando percebemos, estamos gritando para nos fazer ouvir.

A atividade física é importante para a vida humana, para manter o corpo em perfeito funcionamento, para controle de peso e prevenção de doenças.

A respiração é fundamental para a saúde vocal. Utilize a respiração nasal e evite respirar pela boca, o que pode ressecar a garganta.

A saúde mental e emocional é fundamental para manter equilíbrio, evitar fobias, disfonia psicogênica ou disfagia psicogênica. Estresse e ansiedade provocam rigidez da musculatura levando a dores ao exercer atividades de uso contínuo da voz, além de alterar todas as outras funções do corpo descritas anteriormente neste capítulo.

O hábito de vida saudável é o aliado da voz. Cuidar da saúde é um ato de autoamor.

Evite abusos vocais, não grite, não force a voz e evite falar em ambientes muito ruidosos. O ato de pigarrear irrita as cordas vocais e pode causar lesões.

Com orientação de um fonoaudiólogo faça aquecimento vocal antes de usar a voz por longos períodos, com exercícios de aquecimento para preparar as cordas vocais, e faça, também, desaquecimento vocal após o uso prolongado da voz por meio de exercícios de relaxamento para aliviar a tensão.

Vale lembrar que a Geração Z, nascida de 1995 a 2010, demonstra uma crescente preocupação com a saúde mental e física, buscando um estilo de vida equilibrado e saudável. É uma geração que está lotando as academias e consultórios em busca de prevenção e melhora no padrão de comunicação humana.

Se você tiver problemas de voz, como rouquidão, dor de garganta ou cansaço vocal, consulte um fonoaudiólogo.

CAPÍTULO 9

COMUNICAÇÃO E POLÍTICA

O homem, por natureza, é um animal político.

Aristóteles

Segundo Aristóteles (1991), a política não nasce propriamente com a *polis*, nasce com homem.

A vida social, ou o convívio em sociedade, possibilitaria ao homem a oportunidade de se realizar como político.

Para os gregos, a política tinha uma natureza pública e estava diretamente relacionada com as decisões da coletividade.

Esta coletividade refere-se a uma maioria de cidadãos que precedia as demais instituições e as individualidades, uma vez que o coletivo está diretamente ligado à ideia de "partes", indivíduos, classes, famílias e grupos sociais, que agrupados integram um todo e formam a "maioria".

É a movimentação realizada mediante as ações individuais ou coletivas, por meio do voto, ou engajamento em movimentos sociais, partidos políticos, grupos corporativistas e sindicatos.

A participação política está correlacionada com as atitudes, com as formas e os processos, que orientam a participação dos indivíduos integrados em sociedade, em seus respectivos sistemas políticos.

A participação política caracteriza o envolvimento ativo dos sujeitos no sistema político, manifestando-se de variadas maneiras e usando a comunicação como ferramenta de persuasão política.

O Estado moderno criado para gerenciar interesses privilegiados de alguns grupos políticos que detém também o poder econômico, arrasta-se até os dias de hoje com o mesmo papel. O que tenciona os conflitos de classes e culmina em constantes crises políticas.

No mundo político, a comunicação torna o indivíduo uma pessoa com mais ou menos poder, indo do ser singular para uma relação plural com os eleitores e colegas do pleito político. Dominar a arte de comunicar na política é fundamental para ter ascensão e reconhecimento com eleitores e pares.

A fala é considerada uma manifestação da linguagem na comunicação humana com finalidade de construir laços políticos, seja partidário ou apartidário.

O fonoaudiólogo, como profissional da comunicação humana, atua no meio político com a assessoria política de múltiplas maneiras, preparando e treinando voz e linguagem de comunicação de um sujeito e sua interação com seu público-alvo. Já, na consultoria, o fonoaudiólogo age de maneira mais ampla, atuando na gravação de programas de TV, rádio, internet, *podcast*, debates, na preparação do discurso e do plano de governo no qual a fala é a extensão da atuação do profissional do candidato.

O fonoaudiólogo, para atuar com política, precisa basear sua prática na teoria da inteligência multifocal, que é uma das poucas teorias que investigam os quatros grandes processos da psiquê ou mente humana. Como o próprio nome sugere, essa teoria estuda os múltiplos focos do funcionamento da mente e do desenvolvimento da personalidade, ajuda o fonoaudiólogo a manter o foco no trabalho, e a não se envolver em "paixões políticas" ou "surtos" coletivos por motivações pessoais.

Na atuação em consultório com assessoria com foco na voz e na linguagem para melhorar a comunicação do candidato, o profissional pode, de maneira ética e sigilosa, atender sujeitos de diversas vertentes políticas, porém, no caso de um contrato de consultoria, o correto e ético é fazer essa consultoria para apenas um candidato por cargo, e não misturar adversários, pois terá que acompanhá-lo em debates etc.

TEORIA DA INTELIGÊNCIA MULTIFOCAL

A Teoria da Inteligência Multifocal foi desenvolvida pelo psiquiatra, cientista e pesquisador brasileiro Augusto Jorge Cury, e é amplamente estudada e praticada mundialmente.

A maioria das teorias usa o pensamento pronto para produzir conhecimento sobre a personalidade humana, enquanto a Teoria da Inteligência Multifocal investiga como se constroem os próprios pensamentos. Por isso, é uma teoria universal e pode ser usada para fundamentar pesquisa em diversas áreas do saber, entre elas a área política.

A teoria da Inteligência Multifocal acredita que, com os estímulos adequados e o treinamento certo, os indivíduos podem utilizar as referências de mundo para moldar suas competências sociais e emocionais. Isso gera diversos benefícios para o nosso bem-estar e para a sociedade de maneira geral.

Bases da Teoria da Inteligência Multifocal

- *Organização de histórias*: como sistematizamos nossas impressões, emoções e percepções de mundo, e construímos, a partir disso, narrativas conscientes e inconscientes.
- *Construção de pensamentos*: como percebemos o mundo exterior a partir dos nossos sentidos, e conseguimos elaborar nossas próprias ideias e interpretações.
- *Formação de identidade*: como construímos pensamentos e organizamos histórias, contribuindo com o processo de formação do "eu", em que o indivíduo está a todo momento moldando sua identidade.
- *Transformação da energia psíquica*: como, utilizando a consciência, o indivíduo consegue ativamente ressignificar suas percepções de mundo e sua construção de pensamentos, o que fortalece o autoconhecimento e ajuda a desenvolver importantes habilidades, como a empatia e solidariedade.

Essa teoria tem como base a inteligência emocional, pois todo candidato bem-preparado e polido tem bom controle emocional e, com certeza, tem um treinamento com um profissional fonoaudiólogo que sabe extrair do candidato o melhor da sua comunicação com técnica e habilidade.

COMUNICAÇÃO NÃO VIOLENTA

A **comunicação não violenta** é um campo interessante para construir discurso político enfático, com credibilidade e popularidade forte.

Os candidatos com comunicação violenta atraem o tipo popularidade instantânea que se dissipa com tempo, gerando uma imagem ruim do candidato que passa a não se sustentar ao longo do tempo e desencadear rejeição.

O candidato com boa comunicação e agradável atrai e seduz. Um exemplo clássico é "Vote no brigadeiro, que é bonito e solteiro." Realmente, a fama do aviador e político **Eduardo Gomes** (1896-1981) era de galã na época e eternizou sua fama no doce brigadeiro.

A comunicação é arma letal para quem sabe usá-la na conexão com o eleitor ou como ferramenta de oposição ao adversário.

A desinformação e as notícias falsas constroem uma imagem frágil do candidato que se desfaz com rapidez. Pode até destruir a campanha, além de ser crime e desconstruir a democracia.

Na atuação em consultoria, o fonoaudiólogo atua em conjunto com toda equipe de campanha e *marketing* para alinhar uma construção da narrativa de propostas do candidato.

A área de política e comunicação precisa de mais estudos e ampliar a atuação que ainda é incipiente.

CAPÍTULO 10

COMUNICAÇÃO E DIVERSIDADE

Todo mundo tem seu jeito singular
De ser feliz, de viver e de enxergar
Se os olhos são maiores ou são orientais
E daí? Que diferença faz?

Todo mundo tem que ser especial
Em oportunidades, em direitos, coisa e tal
Seja branco, preto, verde, azul ou lilás
E daí? Que diferença faz?

Já pensou, tudo sempre igual?
Ser mais do mesmo o tempo todo não é tão legal
Já pensou, sempre tão igual?
Tá na hora de ir em frente
Ser diferente é normal!

Giberto Gil

A comunicação e a diversidade de linguagens estão intensamente ligadas, refletindo a riqueza cultural e a complexidade da interação humana.

A diversidade linguística, com suas múltiplas línguas e variações, enriquece a comunicação, permitindo diferentes formas de expressão e compreensão do mundo.

No Brasil, a diversidade linguística é particularmente rica, com mais de 200 línguas faladas no território nacional; oficialmente, cerca de 180 delas são indígenas. Cada uma dessas línguas representa uma cultura única e uma visão distinta do mundo, que estão ameaçadas de extinção com a perda de línguas minoritárias devido a fatores como a urbanização, a integração forçada das comunidades indígenas e as práticas de doutrinação e evangelização forçada.

ESG é uma sigla em inglês que significa *environmental, social and governance*, e corresponde às práticas ambientais, sociais e de governança de uma organização ou empresa.

Baseada em três pilares:

- *Ambiental* (Environmental): foca na gestão dos impactos ambientais da empresa, como o uso de recursos naturais e gestão ambiental.

- *Social* (Social): refere-se às relações da empresa com as pessoas, incluindo colaboradores, fornecedores, clientes e a comunidade local, abrangendo questões de direitos trabalhistas, diversidade e inclusão, saúde e segurança do trabalho.
- *Governança* (Governance): gestão da empresa, incluindo a forma como ela é administrada, as políticas éticas, a transparência, a responsabilidade para com os acionistas e os mecanismos de controle e auditoria.

A diversidade é a característica de um grupo ou ambiente em que há uma variedade de locais, elementos, ideias, experiências e origens, estando presente em diversas áreas, como:

- *Diversidade étnica e racial*: refere-se à variedade de grupos étnicos e raciais presentes em uma sociedade.
- *Diversidade de idades*: abrange a variedade de faixas etárias presentes em um grupo e o combate ao etarismo.
- *Diversidade de gênero e sexualidade*: inclui a variedade de identidades de gênero e orientações sexuais. O combate ao preconceito e machismo estrutural de desvalorização da figura feminina e dos grupos de diferentes sexualidades.
- *Diversidade cultural*: envolve a variedade de culturas, tradições, costumes, hábitos e valores presentes em um grupo ou uma sociedade.
- *Diversidade religiosa*: engloba a variedade de crédulos religiosos presentes em um grupo; visa ao respeito, diálogo e combate à intolerância religiosa.
- *Diversidade de habilidades*: refere-se à variedade de habilidades físicas e mentais, como pessoas com deficiência e neurodivergentes.

DIVERSIDADE LINGUÍSTICA NA COMUNICAÇÃO HUMANA

Enriquece o dialeto, a variedade de línguas e sotaques, e permite que as pessoas se expressem de maneiras únicas, com diferentes estilos e tons, enriquecendo o ato comunicativo.

O dialeto neutro, também conhecido como sotaque-padrão, é uma variação linguística do português brasileiro usado na mídia em geral, seja em telejornais, novelas, séries, filmes, dublagens, peças de teatro, programas de rádio, televisão ou *internet*, bem como em alguns discursos políticos oficiais, portanto não sendo característico de alguma região geográfica em específico.

A principal característica do dialeto neutro é a dificuldade de se identificar a origem da pessoa que está falando e traz consigo o conceito de higienização da língua uniforme e padrão pregada por Getúlio Vargas.

Vale ressaltar que o sotaque ou dialeto não padrão é uma expressão cultural, regionalidade de cada sujeito. Não existe certo ou errado e sim uma forma cultural e geográfica de se falar que deve ser respeitada por todos; essa diversidade é a maior herança cultural de um povo. Ainda há preconceito com a forma de falar de cada região de nosso país que deve ser extinta com respeito e diversidade.

Em um passado recente, o sotaque era considerado um ruído na comunicação; hoje, diversidade linguística.

TIPOS DE SOTAQUES BRASILEIROS

A pronúncia, ainda que ocasional, do "r" brando no fim das frases, como no dialeto paulistano e nos dialetos da região Sul do país. Exemplo: achar [aʃ'ar].

As fricativas /s/ e /z/ nunca são palatalizadas, ocorrendo até mesmo nos casos em que estão na frente de consoantes alveolares e dentais (/d/ e /t/), à semelhança do que ocorre com os sotaques do sertanejo, brasiliense, paulistano, mineiro, caipira, e sulista: isto ['istu] e desde ['dezdʒi].

A pronúncia do "r" forte e aspirado no meio das palavras, como nos dialetos fluminense, mineiro, carioca, brasiliense e os sotaques das regiões Nordeste e Norte do país, porém com menos expressividade. Exemplo: carne [k'arˉ'ni].

A pronúncia do "s", consoante alveolar, tal qual na maioria dos dialetos brasileiros e em contraste forte com o "s" chiado" do sotaque carioca. Exemplo: véspera ['vɛspeɾa].

A palatalização de /d/ e /t/ está presente na maioria dos sotaques brasileiros, e sua pronunciação em [dʒ] e [tʃ] (ou [dᶾ] e [tᶴ]) antes de /i/. A palavra presidente é pronunciada [pɾeziˈdẽtᶴi].

JARGÕES

São termos técnicos usados em áreas profissionais, culturais ou sociais, que podem ser de difícil compreensão para quem não faz parte desse grupo específico.

Exemplos de Jargões

- *Profissional*: são termos técnicos usados no ambiente ocupacional, na área da saúde (p. ex.: "disfagia", "broncoaspiração" etc.), no direito (p. ex.: "petição", "pela ordem"), em tecnologia da informação (p. ex.: "*bug*") etc.
- *Esportes*: expressão específica de cada modalidade esportiva (p. ex.: "impedimento", "pedalada" no futebol, "cortada" no vôlei) etc.
- *Arte*: expressões usadas no contexto artístico (p. ex.: "coxia" refere-se aos espaços laterais e traseiros do palco).
- *Social*: expressões populares ou gírias usadas em grupos específicos (p. ex.: "*on fleek*" para algo bem-feito ou "não aperte minha mente" para não me pressione ou não me incomode).
- *Corporativo*: os termos e expressões usados em ambientes de trabalho (p. ex.: "foco", "sinergia", "conexão", "*time*", "*call*").

Observação relevante: o jargão é uma ferramenta de comunicação específica, mas seu uso excessivo ou inadequado pode prejudicar a comunicação com pessoas que não fazem parte do grupo e do contexto que utiliza o mesmo.

GÍRIAS

As gírias são expressões informais usadas em contextos do dia a dia, que não pertencem à norma culta da língua portuguesa, mas são compreendidas por determinados grupos sociais e regionais.

As quatro características das gírias:

1. *Linguagem informal*: as gírias são usadas em conversas informais, substituindo termos mais formais.
2. *Mudança*: as gírias podem ser temporárias, sendo substituídas por outras com o passar do tempo.
3. *Contexto*: informal como entre amigos ou em grupos específicos.
4. *Pertencimento e identidade*: as gírias podem criar um senso de pertencimento e identidade entre os membros de um grupo.

COMPREENSÃO INTERCULTURAL

Na diversidade linguística, conhecer diferentes idiomas e culturas facilita a compreensão de outras perspectivas, ampliando a capacidade de resolução de conflitos e promovendo a empatia.

DESAFIOS DA DIVERSIDADE

A diversidade linguística pode levar a barreiras de comunicação, especialmente em contextos multiculturais, e a perda de línguas minoritárias pode resultar na perda de patrimônio cultural e histórico.

COMUNICAÇÃO INCLUSIVA

Linguagem Simples e Acessível

A comunicação inclusiva busca utilizar uma linguagem clara e objetiva, evitando jargões e termos técnicos, para garantir que todos possam compreender a mensagem.

Linguagem Neutra

A utilização de linguagem neutra, como pronomes e termos que não marcam gênero, é uma prática inclusiva que busca evitar a exclusão e o preconceito. Foi banalizada e ridicularizada e tornou-se bandeira política com apoiadores e inimigos, retirando do contexto a essência de inclusão sem rótulos.

Representatividade

A comunicação inclusiva procura dar visibilidade e representatividade a diferentes grupos sociais, evitando estereótipos e clichês.

IMPORTÂNCIA DA DIVERSIDADE NA COMUNICAÇÃO

Inovação e Criatividade

A diversidade linguística e cultural estimula a inovação e a criatividade, pois diferentes perspectivas e experiências podem levar a novas ideias e soluções de problemáticas relevantes.

Crescimento Pessoal e Profissional

A comunicação eficaz em contextos diversos promove o crescimento pessoal e profissional, ampliando a capacidade de adaptação e resolução de problemas.

Fortalecimento da Sociedade

A **comunicação inclusiva** e a valorização da diversidade linguística e cultural fortalecem a sociedade, promovendo o respeito mútuo, a igualdade e a justiça social.

DESAFIOS DA COMUNICAÇÃO EM CONTEXTOS DIVERSOS

- *Compreensão cultural*: é importante estar atento aos aspectos culturais que podem influenciar a comunicação, evitando julgamentos e buscando a compreensão da perspectiva do outro sem julgamentos ou rótulos.

- *Adaptação da linguagem*: é fundamental adaptar a linguagem para diferentes públicos e nichos, utilizando termos e formas de comunicação que sejam adequados ao contexto e aos interlocutores, seja de maneira formal ou informal.
- *Preconceitos e estereótipos*: é preciso estar atento aos preconceitos e estereótipos que podem afetar a comunicação, buscando desconstruí-los e promovendo uma comunicação mais justa e inclusiva.

Em resumo, a comunicação e a diversidade de linguagens são aspectos complementares e interligados. A valorização da diversidade linguística enriquece a comunicação, enquanto a comunicação inclusiva busca garantir que todos possam participar e expressar-se de forma efetiva e respeitosa.

LETRAMENTO RACIAL

O **letramento racial** é um processo educativo que visa a conscientizar as pessoas sobre as relações raciais e o racismo, promovendo o reconhecimento de privilégios, desigualdades e a desconstrução de estereótipos e preconceitos. É uma ferramenta essencial para combater o racismo estrutural e promover uma sociedade mais justa, igualitária e solidária.

O que é:

- *Conscientização sobre relações raciais*: o letramento racial envolve reconhecer como o racismo opera em diferentes contextos, incluindo linguagem, instituições e interações cotidianas.
- *Desconstrução de estereótipos e preconceitos*: é um processo de aprendizado que questiona e desfaz ideias preconcebidas sobre diferentes grupos raciais, combatendo a discriminação e a injustiça.
- *Reconhecimento de privilégios*: uma parte importante do letramento racial é reconhecer o privilégio branco, ou seja, as vantagens e facilidades desfrutadas por pessoas brancas devido à sua raça.
- *Promoção da equidade*: o objetivo do letramento racial é construir uma sociedade mais justa, em que todos tenham as mesmas oportunidades e direitos, independentemente de sua raça.

Como funcionam os três pilares do letramento racial:

1. *Aprendizado e desconstrução*: envolve aprender sobre a história do racismo, as diferentes identidades raciais e como o racismo se manifesta na sociedade.
2. *Ação transformadora*: o letramento racial não é apenas um processo de aprendizado, mas também um chamado à ação, incentivando a luta contra o racismo em todas as esferas sociais.
3. *Análise crítica*: é um convite à análise crítica de comportamentos, práticas e estruturas sociais que podem perpetuar o racismo na vida cotidiana.

Importância no Brasil:

- *Passado escravista:* o Brasil possui um histórico de escravidão e desigualdade racial que exige um trabalho constante de conscientização e combate ao racismo.
- *Educação antirracista*: o letramento racial é um componente fundamental de uma educação antirracista, que busca formar cidadãos conscientes e engajados na construção de uma sociedade mais justa.
- *Construção de uma sociedade mais justa*: ao promover o letramento racial, é possível criar um ambiente mais inclusivo e igualitário, onde as pessoas possam viver sem medo de discriminação e violência por causa de sua raça, gênero ou sexualidade.

O letramento racial é um processo contínuo e essencial para a construção de uma sociedade mais justa e igualitária, em que o respeito e a dignidade de todos sejam garantidos e praticados pela sociedade.

A comunicação, muitas vezes, é pejorativa e destrutiva com as mulheres, como, por exemplo: "Maria-Mole", "Nega Maluca", "Teta de Nega" etc.

A boa comunicação é leve, inclusiva, promove acolhimento e interação social, mas, quando usada para diminuir o outro, ou destacar um sujeito sobre o outro a fim de ridicularizar, ela perde seu propósito e sua função, e torna-se um instrumento de opressão humana.

CONCLUSÃO

A temática Comunicação e Diversidade convida você leitor a construir uma jornada no hoje e em um futuro cada vez mais diverso e inclusivo.

A Diversidade é um tema muito atual e vem sendo estudado e colocado em discussão e prática dentro do ambiente de trabalho, com ações importantes por meio do treinamento e de práticas de diversidade no âmbito ocupacional.

Vale ressaltar que o mundo não está chato, ou cheio de "mimimi", mas sim em evolução e transição. Existem mentes ainda presas a um passado próximo, com dificuldades de destituir-se de velhos padrões e seguir com uma nova visão de diversidade. É importante respeitar os processos individuais de cada pessoa que não está pronta para mudança, ou está em fase de compreensão, ou ainda de transição desse novo mundo de diversidade e respeito mútuo a cada ser humano.

TÉCNICAS DE COMUNICAÇÃO E VOZ

CAPÍTULO 11

Suave como um furacão
Tranquila como um vulcão
Se joga no mundão
Não, ninguém segura
Preta Gil

As dez qualidades de um bom comunicador:

1. Falar com naturalidade para conquistar atenção e credibilidade.
2. Falar com clareza.
3. Falar com leveza (não usar comunicação violenta/agressividade).
4. Articular bem as palavras e transmitir emoção.
5. Falar corretamente a língua portuguesa.
6. Ter um bom vocabulário, adequado a cada público ouvinte.
7. Ter gestos, expressão corporal e facial coerentes com a fala.
8. Não gritar.
9. Ter boa aparência visual para prender a atenção do ouvinte.
10. Não usar gírias, palavrões ou vícios de linguagem.

A **emoção** é a conexão poderosa entre o emissor "falante" com o receptor "ouvinte".

A **fala educada**, respeitosa, numa frequência adequada cria pontes com ouvinte.

Caso o ouvinte perceba falta de verdade, artificialismo na fala ou comportamento incoerente do emissor, há uma quebra instantânea no padrão de credibilidade.

A **naturalidade** e a emoção são as máximas assertivas da boa comunicação.

O fato de cometer erros, negligências ou mesmo informalidade do dia a dia pode afastar o ouvinte ou conectar o público errado e não qualificado.

A **prontidão** é a mola percursora para treinar e lapidar as habilidades da comunicação.

A **visão maior** é a marca que deixaremos por onde passarmos, ou por onde nossa mensagem possa chegar. E está ligada com a ideia de como queremos ser lembrados.

A **missão** é o que iremos fazer para alcançar a nossa visão e que refletirá em nós como pessoa; missão é o que move nossa alma, o "eu" interior.

Os **valores** estão ligados com aquilo que acreditamos como inegociável, como a nossa essência que é transmitida em nossa fala e comportamento.

O uso do **silêncio** e das **pausas** corretas deixa a fala muito mais atrativa e elegante.

A **modulação vocal** é importante para a fala não ficar cansativa e o ouvinte não perder interesse. É o ritmo da fala que gera atenção e conexão com o conteúdo apresentado.

Os **gestos e as expressões corporal e facial** devem estar de acordo com discurso do que está sendo dito, reforçando a imagem do comunicador, seja de maneira positiva ou negativa.

O **elogio** é uma ferramenta poderosa de comunicação e precisa ser efetivo e verdadeiro, no momento certo; pois, se soar como bajulação, o efeito é catastrófico e hostil.

As **falas repetitivas** levam a desatenção do ouvinte.

A leitura do **ambiente** que estamos inseridos ou externo é importante para não alterar a comunicação ou distorcer inconscientemente o que realmente queremos dizer; o ruido sempre traz prejuízo na efetivação da comunicação.

A **percepção** de mundo está alinhada com nosso nível de consciência expressado na fala.

Em casos de distúrbios e lesões vocais, é necessário reabilitação; já, em casos em que não há lesão, é necessário treinamento e educação vocal para o uso correto dela. Para esse fim, a figura do fonoaudiólogo é fundamental para a escolha dos exercícios adequados para respiração, aquecimento e desaquecimento vocal, entre outros fatores, como postura, comportamento etc.

Um fato importante ao abrir a boca para fazer uma comunicação assertiva é estar com a saúde bucal em dia; cuidar para não apresentar halitose, o famoso bafo, mau hábito, que faz o interlocutor próximo perder a atenção e querer afastar-se. Para essa situação, existe tratamento médico e odontológico.

COMUNICAÇÃO NÃO VIOLENTA (CNV)

Rosenberg (2005) desenvolveu a Comunicação Não Violenta (CNV) que é uma abordagem que visa a melhorar a comunicação e as relações interpessoais, promovendo empatia e compreensão mútua.

Quatro Pilares da Comunicação Não Violenta

Os quatro pilares principais da CNV são:

1. Observação sem julgamento.
2. Expressão de sentimentos.
3. Identificação de necessidades.
4. Formulação de pedidos claros e concretos.

A prática da CNV visa a **promover a resolução pacífica de conflitos**, bem como construir relacionamentos mais saudáveis e fomentar um ambiente de solidariedade e empatia.

Observação sem Julgamento

Refere-se a **observar e descrever** uma situação específica sem adicionar avaliações ou interpretações pessoais. Isso implica comunicar de maneira objetiva, mencionando apenas fatos observáveis, evitando assim a introdução de opiniões que possam levar a conflitos e ruídos.

Expressão de Sentimentos

Envolve a habilidade de **identificar e comunicar de forma clara os sentimentos** experimentados em relação a uma situação específica. Ou seja, em vez de reprimir ou negar o que sente, a CNV encoraja a expressão aberta e honesta dos sentimentos, permitindo que os envolvidos compreendam melhor emocionalmente cada sujeito na construção do diálogo interpessoal.

Identificação de Necessidades

Similarmente aos sentimentos, envolve a consciência e a expressão das **necessidades individuais ou coletivas**. Então, reconhecer e articular essas necessidades ajuda a criar empatia e compreensão entre os participantes da comunicação, permitindo que **trabalhem juntos na busca de soluções** que atendam àquilo que todos necessitam.

Formulação de Pedidos Claros e Concretos

Ou seja, refere-se à criação de **pedidos específicos, claros e alcançáveis** que possam contribuir para a satisfação das necessidades identificadas. Expresse esses pedidos de forma **positiva e construtiva**, considerando as necessidades e os sentimentos de todas as partes envolvidas, com o objetivo de alcançar uma **resolução satisfatória e harmônica**.

Benefícios da Comunicação Não Violenta no Ambiente de Trabalho

A implementação da CNV no ambiente de trabalho pode trazer uma série de benefícios tangíveis. Primeiramente, ela pode ajudar a **melhorar a cultura organizacional**, criando um ambiente mais inclusivo, empático e diverso.

Além disso, a CNV pode **fortalecer as relações interpessoais** e a **colaboração** entre os membros da equipe, aumentando a eficiência e a produtividade. Por fim, a aplicação da CNV no ambiente de trabalho pode contribuir para a **redução de conflitos e ruídos de comunicação**, o que resulta em um clima organizacional mais saudável e positivo.

Técnicas para Aplicar a Comunicação Não Violenta no Ambiente de Trabalho

Para implementar com sucesso a CNV no ambiente de trabalho, é crucial **dominar algumas técnicas essenciais**. Afinal, a CNV é uma *soft skill* (habilidade suave), indispensável em processos seletivos de vaga de emprego, além de ser essencial para manter um ambiente de trabalho amistoso e harmonioso. Então, aqui estão algumas estratégias práticas para aplicar a CNV no cotidiano profissional:

- *Pratique a escuta ativa*: ao ouvir os colegas de trabalho, esteja presente e concentrado, demonstrando **interesse genuíno** em compreender suas perspectivas, preocupações e problemáticas.
- *Expresse sentimentos sem julgamento*: comunique seus sentimentos de maneira clara e honesta, **evitando criticar ou culpar os outros** ao se expressar.
- *Pratique empatia e compaixão*: a interação com os colegas é um ponto delicado; portanto, cultive empatia e compaixão. Além disso, tente sempre **compreender as perspectivas** e experiências deles de maneira genuína e respeitosa.
- *Identifique e articule necessidades*: ao comunicar suas necessidades e expectativas, tente identificar e **articular** de forma clara o que é importante para você, mas levando em consideração as necessidades dos outros também.

- *Dê* feedback *construtivo*: em reuniões de *feedback*, enfatize os comportamentos específicos observados e principalmente seus impactos. Você pode sugerir, também, melhorias de forma construtiva com foco na resolução de problemas, bem como no crescimento profissional.
- *Resolva conflitos e ruídos de comunicação de maneira colaborativa:* os conflitos são desafios diários. Por isso, adote uma **abordagem colaborativa** e harmônica de resolução de ruídos de comunicação.

A CNV é uma ferramenta importante para o fonoaudiólogo no treinamento das habilidades de comunicação para que os profissionais da voz possam transmitir objetividade, leveza, fluidez e clareza no discurso. É uma forma de expressão para a paz mundial.

Assim, encerramos este livro sem esgotar os assuntos e, que essas reflexões aqui apresentadas possam ajudar a abrir inúmeras portas para novos *insights*, novas práticas clínicas e novos estudos, gerando um ciclo virtuoso na construção do conhecimento da comunicação humana.

BIBLIOGRAFIA

Algodoal MJAO. Voz profissional: o operador de telemarketing. In: Ferreira LP. (Org.). Dissertando sobre a voz. São Paulo: Pró-Fono; 1998. p. 7-32.

Amorim GO, et al. Comportamento vocal de teleoperadores pré e pós-jornada de trabalho. J Sociedade Bras Fonoaudiol. 2011;23(2):170-176.

Anchieta JS. A advocacia no Brasil. Releitura e Proposições. In: Coelho JR HG, Martins CEB, Teixeira GL. A nova advocacia. Colégio de Presidentes dos Institutos dos Advogados do Brasil; 2020. p. 17-45.

Aristóteles. Tópicos. Trad. Leonel Vallandro e Gerd Bornheim. São Paulo: Nova Cultural, 1991. (Col. Pensadores, textos selecionados por José Américo Motta Pessanha).

Associação Brasileira de Otorrinolaringologia e Cirurgia Cervicofacial. Consenso Nacional de Voz Profissional. 2004.

Assunção AA, Jardim R, Medeiros A. Voice complaints among public transport workers in the metropolitan region of Belo Horizonte, Brazil. Folia Phoniatrica et Logopaedica. 2013;65(5):266-271.

Bahia. Secretaria da Saúde do Estado da Bahia. Superintendência de Vigilância e Proteção da Saúde. Diretoria de Vigilância e Atenção à Saúde do Trabalhador. Centro Estadual de Referência em Saúde do Trabalhador. Orientações técnicas para ações de prevenção e manejo da incapacidade para o trabalho no SUS.

Bauman Z. Modernidade líquida. Rio de Janeiro: Zahar; 2001.

Behlau M, et al. Epidemiology of voice disorders in teachers and nonteachers in Brazil: prevalence and adverse effects. J Voice. 2012;26(5):e9-e18.

Behlau M. Voz: o livro do especialista. São Paulo: Revinter; 2005.

Berberian AP. Fonoaudiologia e educação: um encontro histórico. 2. ed. São Paulo: Plexus; 2007.

Berberian AP. Fonoaudiologia e educação: um encontro histórico. São Paulo: Plexus; 1995.

Braga A. Tomar a palavra: mulheres, feminismos e fala pública. Revista Ártemis. 2024;XXXVIII(1):88-104.

Brasil. Ministério da Educação. Instituto Nacional de Estudos e Pesquisas Educacionais Anísio Teixeira. Censo escolar 2017. Notas Estatísticas. Brasília. jan. 2018.

Brasil. Ministério da Saúde. Portaria de Consolidação nº 3, de 28 de setembro de 2018. Consolidação das normas sobre as redes do Sistema Único de Saúde. Diário Oficial da União, Poder Executivo, Brasília, DF, n. 190, 3 out. 2018. Seção 1, Suplemento, p. 192.

Brasil. Ministério da Saúde. Portaria de Consolidação nº 4, de 28 de setembro de 2018. Consolidação das normas sobre os sistemas e os subsistemas do Sistema Único de Saúde. Diário Oficial da União, Poder Executivo, Brasília, DF, n. 190, 3 out. 2018. Seção 1, Suplemento, p. 288.

Brasil. Ministério da Saúde. Portaria de Consolidação nº 5, de 28 de setembro de 2018. Consolidação das normas sobre as ações e os serviços de saúde do Sistema Único de Saúde. Diário Oficial da União, Poder Executivo, Brasília, DF, n. 190, 3 out. 2018. Seção 1, Suplemento, p. 360.

Brasil. Ministério da Saúde; Organização Pan-Americana da Saúde. Doenças relacionadas ao trabalho: manual de procedimentos para os serviços de saúde. Brasília: Ministério da Saúde, 2001.

Brasil. Secretaria da Saúde do Estado. Superintendência de Vigilância e Proteção da Saúde. Diretoria de Vigilância e Atenção à Saúde do Trabalhador. Orientações técnicas para ações de vigilância de ambientes e processos de trabalho: SESAB/ SUVISA/DIVAST.

Brilhante RM, Rosa CM. A linguagem jurídica simples em busca da função social da justiça. Humanidades & Inovação. 2023;10(7):113-126.

Campos F. Itami. Ciência Política: Introdução a teoria do Estado. 2. ed. Goiânia: Vieira; 2014.

Carneiro SAM. Saúde do trabalhador público: questão para a gestão de pessoas – a experiência na Prefeitura de São Paulo. Rev Serviço Público. 2006;57(1):23-49.

Ceballos AG, et al. Avaliação perceptivo auditiva e fatores associados à alteração vocal em professores. Rev Bras Epidemiol. 2011;14(2):285-95.

Churchill W, Adler B. The Churchill wit. Editora Coward-McCann; 1965.

Cipriano FG, Ferreira LP. Queixas de voz em agentes comunitários de saúde: correlação entre problemas gerais de saúde, hábitos de vida e aspectos vocais. Rev Sociedade Bras Fonoaudiol. 2011;16(2):132-139.

Conselho Nacional De Justiça (CNJ). Pacto Nacional do Judiciário pela Linguagem Simples. Brasília: CNJ, 2023. Disponível em: https://www.cnj.jus.br/wp-content/uploads/2023/11/pacto-nacional-do-judiciario-pela-linguagem-simples.pdf. Acesso em: 20 jul. 2025.

Costa HO, Pontes PAL, Almeida SIC. Distúrbio de voz relacionado ao trabalho. In: Mendes R. Patologia do trabalho. 3. ed. Rio de Janeiro: Atheneu; 2013. p. 1167-1176.

Cury AJ. Inteligência Multifocal. In: Inteligência Multifocal: Análise da Construção dos Pensamentos e da Formação de Pensadores. Rio de Janeiro: Sextante; 2010.

Cutiva LC, Vogel I, Burdorf A. Voice disorders in teachers and their associations with work-related factors: a systematic review. J Communicat Disordes. 2013;46(2):143-155.

Dassie-Leite AP, Lourenço L, Behlau M. Relação entre dados ocupacionais, sintomas e avaliação vocal de operadores de telesserviços. Rev Sociedade Bras Fonoaudiol. 2011;16(1):59-63.

Dissertação (Mestrado) – Escola Nacional de Saúde Pública Sérgio Arouca, Rio de Janeiro, 2009. VILKMAN, E. Occupational Safety and Health Aspectos of Voice and Speech Professions. Folia Phoniatrica et Logopaedica. 2004;56(4):220-253.

Dragone MLS, et al. Voz do professor: uma revisão de 15 anos de contribuição fonoaudiológica. Rev Sociedade Bras Fonoaudiol. 2010;15(2):289-296.

Ferreira, et al. Distúrbio da voz relacionado ao trabalho: proposta de um instrumento para avaliação de professores. Distúrbios da Comunicação. 2007;19(1):127-137.

Ferreira A, Brilhante IC, Nardocci IM. Direito, linguagem e poder: o juridiquês como arame farpado do acesso à Justiça. RJEMPSP. 2024;24:49-74.

Ferreira LP, Akutsu CM. Condições de produção vocal de vendedores de móveis e eletrodomésticos: correlação entre questões de saúde, hábitos e sintomas vocais. Revista CEFAC. 2008;10(4):528-535.

Ferreira LP, et al. Condições de Produção Vocal de Teleoperadores: correlação entre questões de saúde, hábitos e sintomas vocais. Rev Sociedade Bras Fonoaudiol. 2008;3(4):307-315.

Giannini SPP, Latorre MRDO, Ferreira LP. Distúrbio de voz relacionado ao trabalho docente: um estudo caso-controle. CoDAS. 2013;25(6):566-576.

Hill FP, et al. Propostas normativas voltadas à promoção da igualdade material de gênero no Direito Processual Civil Brasileiro. Revista Eletrônica de Direito Processual, Rio de Janeiro. 2021;22(3). Disponível em: https://www.e publicacoes.uerj.br/redp/article/view/62276. Acesso em: 20 jul. 2025.

Jardim R, Barreto SM, Assunção AA. Voice disorders: case definition and prevalence in teachers. Rev Bras Epidemiol. 2007;23(10):2439-2461.

Jones KMS, Sigmon J, Nelson E. Prevalence and risk factors for voice problems among telemarketers. Arch Otolaryngol. 2002;128(5):571-577.

Junqueira P, Alloza RAS, Salztein RBW. Atuação fonoaudiológica em centrais de telemarketing: uma ação conjunta do psicólogo e do fonoaudiólogo. In: Marchesan IQ, et al. (Org). Tópicos de Fonoaudiologia. São Paulo: Lovise; 1998. p. 519-527.

Kyrillos, Leny; Cotes, Cláudia; Feijó, Deborah. Voz e corpo na tv: a fonoaudiologia a serviço da comunicação. Rio de Janeiro: Globo, 2003.

Kyrillos, Leny Rodrigues. Expressividade: da teoria à prática. Rio de Janeiro: Revinter, 2005.
Lira SCB. Mulheres negras operadoras do Direito no Sistema de Justiça: exceções que confirmam a regra. Dissertação de Mestrado. Universidade Federal da Grande Dourados. Dourados; 2020.
Macedo CS, Souza CLD, Thomé CR. Readaptação de Educação e Cultura – professores por disfonia na rede municipal de ensino de Salvador. Rev Baiana Saúde Púb. 2008;32(1):72-84.
Martins RH, et al. disorders in teachers: A review. J Voice. 2014;28(6):716-724.
Medeiros AMD, Barreto SM, Assunção AA. Professores afastados da docência por disfonia: o caso de Belo Horizonte. Cad Saúde Coletiva. 2006;14(4):615-624.
Menzies H. Globalizing technologies and the decimation/ transformation of work. In: Stellman JM (Ed.). Encyclopaedia of Occupational Health and Safety - Work and workers. Geneva: International Labour Office; 1998. p. 24.1-24.21, v. 1
Monteiro AL. Disfonias e infortunística. 2004. Disponível em: Acesso em: 9 nov. 2017. Piwowarczyk TC, et al. Vocal Symptons, Voice Activity, and Participation Profile and Professional Performance of Call Centers Operators. J Voice. 2012;26(2):194-200.
Morilas LR. A teoria do convencimento no discurso forense. Tese (Doutorado em Letras). Universidade Estadual Paulista, Faculdade de Ciências e Letras. Araraquara; 2003.
Przysiezny PE, Przysiezny LT. Work-related voice disorder. Braz J Otorhinolaryngol. 2015;81(2):202-211.
Rechenberg L, Goulart BNG, Roithmann R. Impacto da atividade laboral de teleatendimento em sintomas e queixas vocais - estudo analítico. J Sociedade Bras Fonoaudiol. 2011;23(4):301-307.
Revista eletrônica: disturbio_voz_relacionado_trabalho_dvrt.pdf acesso 06/06/2025.
Ritter R. Advocacia silenciada nos tribunais. Opinião. Jornal o Estado de São Paulo, 01 nov. 2023.
Rocha CLA. Discurso da Ministra Carmen Lúcia na Sessão Solene por ocasião do Dia Internacional das Mulheres. Brasília: STF, 2024. Disponível em: https://www.stf.jus.br/arquivo/cms/noticiaNoticiaStf/anexo/DISCURSODAMINISTRACRMENLCIADIAINTERNACIONALDASMULHERES.pdf. Acesso em 20 jul. 2025.
Rodrigues S, Azevedo R, Behlau M. Considerações sobre a voz falada. In: Marchesan IQ, Zorzi JL, Gomes LCD (Org.). Tópicos em Fonoaudiologia. São Paulo: Lovise; 1996. p. 701-711.
Rosenberg M. Comunicação não-violenta. São Paulo: Ágora; 2006.
Rosenberg M. The Surprising Purpose of Anger. California: PuddleDancer; 2005.
Rosenberg M. We Can Work It Out. California: PuddleDancer; 2005.
Roy N, et al. Prevalence of voice disorders in teachers and the general population. J Speech, Language Hearing Res. 2004;47:281-293.
Salvador: Divast, 2012. 56 p., il. (Cadernos de Saúde do Trabalhador. Serie Vigilância da Saúde do Trabalhador).
Salvador: DIVAST, 2014. 49p: il. (Cadernos de Saúde do Trabalhador. Série Vigilância da Saúde do Trabalhador). ______.
Simonetti JÁ, Horn RA, Salomão LF (coord.). Perfil Adv: 1° estudo demográfico da advocacia brasileira. Brasília, Rio de Janeiro: OAB Nacional e FGV Justiça; 2024.
Smith E, et al. Frequency and Effects of Teachers' Voice Problems. J Voice. 1997;11(1):81-87.
Souza CL, et al. Fatores associados a patologias de pregas vocais em professores. Rev Saúde Púb. 2011;45(5):914-921.
Spitz C. Para não calar a voz dos nossos professores; um estudo das desordens vocais apresentadas pelos professores da rede pública municipal do Rio de Janeiro. 2009.
Trento AP, Rosa F, Borges I. Prerrogativas da advocacia e o movimento feminino de resistência. Consultor Jurídico. 7 mai. 2025. Disponível em: https://www.conjur.com.br/2025-mai-07/prerrogativas-da-advocacia-e-o-movimento-feminino-de-resistencia. Acesso em 20 jul. 2025.
Viana MA. As mudanças na morfologia da língua portuguesa: fatores intervenientes. Recife: Academia Pernambucana de Letras, UFPE, UNICAP; 2000.
Vilkman E. Voice problems at work: A challenge for occupational safety and health arrangement. Folia Phoniatr Logop. 2000 Jan-Jun;52(1-3):120-5.

ÍNDICE REMISSIVO